MÉMOIRE

SUR LE

DELIRIUM TREMENS.

MÉMOIRE

SUR

LE DELIRIUM TREMENS;

Par PIERRE RAYER,

DOCTEUR EN MÉDECINE DE LA FACULTÉ DE PARIS,

EX-ÉLÈVE INTERNE DE L'HÔTEL-DIEU ET DE LA MAISON ROYALE DE SANTÉ,

Ancien Élève de l'École-Pratique.

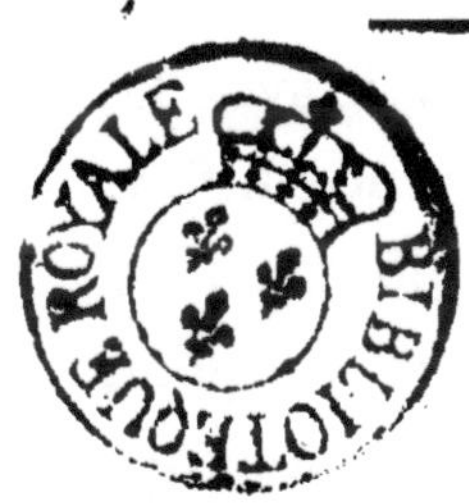

A PARIS,

Chez BAILLIÈRE, Libraire, rue de l'École de Médecine n.° 16.

1819.

MÉMOIRE

SUR

LE DELIRIUM TREMENS.

HISTORIQUE.

L'ÉTUDE du Delirium tremens rappelle le nom du docteur Saunders qui, le premier, reconnut la nature de cette maladie, et démontra que l'opium en était, pour ainsi dire, le spécifique. La pratique de ce médecin célèbre fait foi que, quarante ans avant la publication de l'ouvrage du docteur Sutton, il avait appris à distinguer le Delirium tremens de la phrénésie avec laquelle il fut long-temps et trop souvent confondu (1). Cette distinction reçut un nouveau jour dans ses leçons publiques. Depuis 1798, jusqu'en 1813, le docteur Sutton se livra, sans interruption, à des recherches spéciales sur ce point de

(1) Tract on Delirium tremens, by *Sutton*, in-8.°, London, 1813, pag. 4.

pathologie, et fit paraître, à cette dernière époque, le premier et peut-être le seul traité ex professo publié sur le Delirium tremens (1). L'auteur commence par donner une idée générale et succincte de ce délire; cette esquisse est appuyée sur seize observations particulières dont le docteur Sutton déduit ensuite des conséquences pratiques propres à éclairer l'étiologie, l'histoire des symptômes, le diagnostique, le pronostique et le traitement de cette maladie. L'exposition des symptômes est, en général, exacte et soignée; il serait peut-être à désirer que plusieurs faits fussent rapportés avec des détails plus circonstanciés, qu'un ordre plus méthodique se fît remarquer dans l'ensemble du travail, etc. (2) Au reste, ces défauts sont rachetés par l'attention toute particulière que le docteur Sutton a mise dans la description du véritable traitement du Delirium tremens, lequel consiste, comme nous le démontrerons, dans l'emploi de l'opium, à forte dose. MM. J. Perry (3), J. G. Mans-

(1) Ouvrage cité.

(2) On a publié, en Angleterre, une critique de l'ouvrage du D. Sutton; je n'ai pu me la procurer.

(3) Medical and physical journal, etc., by Samuel Fothergill. January, 1814.

ford (1). G. M. Bidwel (2), A. H. Clifton (3), ont inséré postérieurement, dans différens recueils, plusieurs observations tendant à confirmer la pratique du docteur Sutton. D'un autre côté, il est constant, d'après les communications que M. le professeur Duméril, mon illustre maître, a bien voulu me faire, que feu M. le docteur Delaroche, l'un des praticiens les plus distingués de cette capitale, avait adopté, depuis long-temps, dans les mêmes circonstances, un traitement tout-à-fait semblable à celui proposé par le docteur Sutton. En suivant la même méthode, M. le professeur Duméril a également obtenu des résultats aussi certains que satisfaisans. Enfin, les heureux effets de l'opium, dans cette maladie, ont été confirmés par M. le docteur Guersent, alors médecin adjoint de la Maison royale de Santé (4). Je ne terminerai pas ce paragraphe

---

(1) The london medical repository. by G. M. Burrows, etc. Mars, 1815.

(2) Id. Novemb., 1815.—Id. Décemb., 1815.

(3) Id. February, 1816.

(4) Plusieurs autres médecins français, MM. Esquirol, Fodéré, etc., ont fait mention du Delirium tremens, comme ayant été décrit par les D.rs Sutton, Perry, etc.

sans faire observer que c'est à tort que le docteur J. Frank a voulu revendiquer, en faveur d'Hippocrate, la première description du Delirium tremens (1). Ayant méconnu la nature de cette maladie, J. Frank en a fait une espèce d'inflammation de l'encéphale, qu'il a désignée sous le nom d'*encephalitis tremefaciens* (2). Ce faux rapprochement l'a entraîné dans une autre erreur, lorsqu'il a assigné à l'encephalitis tremefaciens quelques caractères observés dans l'encéphalite (3).

Nom.

Avant la publication du travail du docteur

---

(1) Hùc morbum revoco, ni fallor, Hippocrati jàm notum, ubi ait (Coac., n.° 68). Voici le passage. « Αἳ τρομώδεες, ψηλαφώδεες, παρακρούσιες, φρενιτικαί. » (ΚΩΑΚΑΙ ΠΡΟΓΝΩΣΕΙΣ, n.° 76 [a]). Extrait de l'ouvrage de J. Frank : *Praxeos Medicæ universæ præcepta. Leips.*, 1818, *tom.* 3, *p.* 219. Cette proposition d'Hippocrate est vague : elle ne peut caractériser une maladie; il est impossible d'y reconnaître les symptômes du Delirium tremens.

(2) Ouvrage cité, tom. 3, p. 219.

(3) Aliquandò vomitu ingruit....hypocondrum dextrum valdè tensum......

(a) C'est par erreur typographique que le n.o 68 se trouve indiqué dans l'ouvrage de J. Frank.

Sutton (1), la maladie, dont j'essaierai de tracer les caractères, avait été confondue avec la phrénésie et plusieurs autres affections du cerveau, ou de ses membranes. Cet auteur judicieux se trouva dans la nécessité d'assigner une dénomination quelconque à l'objet qu'il voulait signaler, et de remplir une lacune importante laissée par les nosologistes. Dans le but de fixer l'attention des médecins sur deux symptômes qu'il a regardés comme *essentiels* à cette espèce de manie (le *délire* et le *tremblement des mains*), il adopta l'expression *Delirium tremens*, qui me paraît vicieuse. Le *délire* ne peut caractériser un genre, ni même une espèce de maladie; c'est un phénomène morbide commun à plusieurs affections différentes par leur nature, leurs causes, les organes affectés, etc. Sous un autre rapport, puisqu'on a rejeté, dans les classifications nosologiques modernes les plus généralement estimées, quelques symptômes regardés autrefois comme maladies, tels que la dyspnée, le vomissement, la dysurie, etc., serait-il conséquent de faire une exception à cette règle juste-

(1) Je déclare franchement que j'ai puisé dans cet auteur beaucoup d'observations et de remarques : j'aurai soin d'indiquer les plus importantes.

ment établie en faveur du délire ? Ce mot ne doit-il pas être uniquement réservé pour rappeler un phénomène physiologique, et rien de plus ? L'épithète *tremens* a le double inconvénient d'offrir un sens dont il est difficile de se rendre compte (on ne devine pas, sur-le-champ, ce que l'on doit entendre par un *délire tremblant*), et de suggérer une idée fausse de la maladie, dont le *tremblement* n'est point un symptôme caractéristique. N'observe-t-on pas ce phénomène et le délire dans quelques autres lésions des organes? Je n'ose même affirmer que cette agitation des membres se rencontre constamment dans le Delirium tremens. Ces raisons étaient-elles suffisantes pour m'engager à proposer une autre dénomination qui m'a paru plus convenable? je l'ai cru; si je me suis trompé, n'y attachant plus, dès-lors, aucune importance, je serai le premier à l'oublier (1).

---

(1) L'art de créer de nouvelles expressions exige beaucoup de goût et de discrétion; le néologisme est un abus dont le moindre inconvénient est de surcharger la science de mots inutiles : la lecture des ouvrages de médecine m'a plus d'une fois présenté à l'esprit ces réflexions qui m'auraient porté à conserver la dénomination assignée par le D. Sutton, si elle eût été plus connue et consignée dans les ouvrages classiques.

Il serait à désirer, sans doute, que les noms des maladies rappelassent, à la fois, les organes affectés, et la nature de l'affection. Plusieurs circonstances, que le lecteur appréciera facilement, ne m'ont pas permis de me conformer à cette règle importante. Alors j'ai dû faire choix d'une expression dont le sens grammatical offrît l'idée complexe de la *cause* de la maladie et du *genre* auquel elle sera rattachée, dans un cadre nosologique. L'usage ayant déjà consacré les mots *Erotomanie*, *Théomanie*, etc., j'ai pensé qu'on pouvait désigner, par celui d'*Œnomanie* (1), une lésion particulière des fonctions intellectuelles, produite par l'abus du vin et des liqueurs spiritueuses.

Classification.

Le docteur Sutton, après avoir tracé les caractères du Delirium tremens, insiste bien sur ceux qui lui ont paru les plus propres à le distinguer des autres maladies, mais il n'indique

---

(1) Mot dérivé du grec, Οἰνομανης, *vini amore insanus* (Lex. Schrevel). L'usage immodéré de l'eau-de-vie, du rhum, du punch, etc., plutôt que celui du vin, occasione le Delirium tremens. *Amor vini* est pris, ici, dans toute l'étendue de l'expression.

pas, d'une manière précise, le genre de lésions avec lesquelles il a le plus d'affinité, ni la place qu'il occuperait dans une nosologie méthodique. Nous pouvons affirmer d'avance qu'il résultera de l'exposition de la cause, des symptômes, de la nature et du traitement de cette affection, qu'elle doit être rangée au nombre des manies, dont elle forme une espèce distincte (1).

CAUSE.

S'il est un grand nombre de maladies qui peuvent être également déterminées par des causes diverses et multipliées; d'autres, moins nombreuses, sont le résultat de l'influence d'un agent spécial sur le corps humain. Le Delirium tremens est un des exemples les plus remarquables que l'on puisse citer parmi les affec-

(1) C'est aussi l'opinion de MM. Esquirol et Fodéré. « Les D.rs Sutton et Perry ont guéri des *maniaques* » tourmentés de soif et d'insomnie, avec l'opium. M. » Perry assure l'avoir employé à la dose de 64 grains » en un jour. (Esquirol, Dict. des Sc. Médic., art. » *Manie*, t. 30, p. 469.) — Le docteur Sutton a dé» crit, sous le nom de Delirium tremens, un délire ac» compagné de beaucoup d'agitation, qu'il assure avoir » guéri par l'opium, etc. (Fodéré, Traité du délire, » Paris, 1817, tom. 2, p. 149) ».

tions de cette dernière série. En lisant le Mémoire du docteur Sutton, en parcourant nos propres observations, on ne tardera pas à se convaincre que l'abus des liqueurs spiritueuses, est la cause spéciale du Delirium tremens (1).

Les réflexions suivantes me semblent propres à établir cette opinion : 1.° le docteur Sutton a noté, dans presque tous les faits qu'il a rapportés, que les malades étaient adonnés aux liqueurs spiritueuses. 2.° Si, dans quelques observations particulières, il n'a point fait mention de cet abus, il n'en était pas moins persuadé que, dans tous les cas, les individus atteints de Deli-

(1) On a décrit depuis long-temps, en France, les funestes effets de l'usage immodéré des liqueurs alcooliques. Après avoir lu un grand nombre de dissertations sur le *vin*, l'*alcool*, les *liqueurs spiritueuses*, l'*ivresse*, le *délire*, la *manie*, j'ai été surpris de voir que le *Delirium tremens*, un des plus funestes résultats des excès de Bacchus, n'avait point été signalé. J'ignore si quelques médecins allemands ont séparé cette manie aiguë de la phrénésie. J'ai déjà remarqué que J. Frank, dans un ouvrage érudit (Praxeos Medicæ universæ præcepta), avait considéré le Delirium tremens comme une espèce d'encéphalite. Le chapitre où cet auteur traite *de Delirio à vino* est entiérement consacré à l'histoire de l'ivresse.

rium tremens, s'étaient abandonnés sans mesure à la honteuse et dégoûtante passion du vin. 3.° Jamais cette maladie ne s'est déclarée chez un homme sobre. 4.° Elle est plus fréquente lorsque les liqueurs alcooliques sont à bas prix; aussi se multiplia-t-elle dans une contrée de la Grande-Bretagne, où des liqueurs spiritueuses furent introduites par contrebande. Les ivrognes de profession en étaient notamment attaqués. 5.° Les observations que nous avons recueillies tendent à confirmer celles du docteur Sutton. 6.° Enfin plusieurs remarques importantes faites sur l'âge, le sexe, les professions, les habitudes, etc., des malades, nous fourniront de nouveaux argumens en faveur de notre proposition.

Le Delirium tremens n'est pas le résultat des effets instantanés des liqueurs spiritueuses sur le corps humain (1). Cette maladie se déclare im-

---

1.° Ouvrage cité, page 47.
2.° Id., même page.
3.° Ouvrage cité.
4.° Id., page 50.
5.° Id., page 51.
6.° Sutton, page 51.

(1) Cette seule particularité suffit pour établir une distinction positive entre le Delirium tremens et l'ivresse (Paraphrosyne temulenta. *Sauvages*, Nosol.

médiatement à la suite d'une orgie, comme après quelques jours d'indisposition. Les renseignemens, donnés sur la vie privée des malades atteints du Delirium tremens, ont toujours prouvé que, non-seulement ils s'étaient livrés, sans mesure, aux excès de Bacchus; mais encore que le temps avait enraciné, chez eux, cette vile passion dégénérée en habitude.

Retenu par les bienséances sociales, l'homme sait quelquefois cacher, sous le voile d'une sobriété apparente, la passion du vin portée au dernier degré : cette dissimulation s'observe surtout chez les personnes que leur sexe et leurs devoirs devraient éloigner davantage des excès de ce genre. Il est bon d'être en garde contre ces dehors trompeurs qui masquent alors le véritable caractère du Delirium tremens. Le docteur Sutton fit preuve d'une grande sagacité, dans un cas analogue. Appelé auprès d'une dame anglaise pour lui donner des soins, il reconnaît, à l'ensemble des symptômes, l'existence du Delirium tremens, traite très-heureusement la malade par l'opium, et annonce qu'elle

---

Method., *in*-4.°; Amstelod., 1768, t. 2, p. 241), avec laquelle il serait impossible de le confondre, en mettant en regard leurs caractères respectifs.

abuse des liqueurs alcooliques. Cette assertion fut prouvée par le témoignage d'une domestique, qui découvrit que sa maîtresse satisfaisait, la nuit, un goût qu'elle cachait, avec d'autant plus de soin, qu'il lui paraissait plus blâmable.

L'introduction d'une grande quantité de liqueurs alcooliques, dans le corps de l'homme, imprime aux organes, et notamment au système nerveux, une modification difficile à apprécier d'une manière exacte, quoique l'observation conduise à reconnaître son existence. C'est, sans doute, cet état particulier de l'encéphale et des nerfs, chez les ivrognes, que l'on doit regarder comme la cause prédisposante du Delirium tremens (1). Mais en quoi consiste cette modification? On courrait grand risque de se perdre dans le champ des hypothèses, en essayant de donner la solution de ce problème physiologique.

*Type.

Le Delirium tremens peut affecter une marche *aiguë* ou *chronique* (2). Il résulte de là deux variétés bien distinctes; je n'ai pas eu occasion

---

(1) Ce passage n'est lui-même qu'une hypothèse qu'étayent cependant les observations publiées sur l'absorption des liqueurs spiritueuses.

(2) Sutton, Ouvr. cité, p. 13.

d'observer la seconde, qui doit être beaucoup moins fréquente que la première, à laquelle je bornerai mes recherches.

Symptômes.

L'histoire des symptômes d'une maladie est la base fondamentale d'une monographie. Quel soin ne doit-on pas apporter alors dans l'exposition de ces phénomènes, lorsqu'on se propose de distinguer une affection de plusieurs autres avec lesquelles elle a été confondue, et dont elle se rapproche par de nombreux points de ressemblance, quoiqu'elle en diffère essentiellement par sa nature et son traitement. Que de motifs puissans pour m'efforcer, dans cette partie de mon travail, d'approcher de l'exactitude sévère dont les maîtres de l'art nous ont laissé de si beaux modèles !

L'invasion (1) du Delirium tremens est quel-

---

(1) Plusieurs cas de Delirium tremens, de manie aiguë, de lésions matérielles du cerveau, confondus sous le même nom, sont les élémens hétérogénes qui ont servi de base à la description générale de la *phrénésie exquisite*, tracée par le D. Fodéré (a). Il n'est donc pas étonnant de trouver dans ce tableau, la plupart de caractères du Delirium tremens.

(a) Traité du délire, tom. 2, pag. 396 et suiv.

quefois précédée d'une série de phénomènes, qui se développent au commencement d'un grand nombre de maladies : malaise, sentiment d'indifférence, de faiblesse, de lassitude; céphalalgie plus ou moins intense, anorexie, etc. Plus souvent, peut-être, sans trouble préliminaire des fonctions, le Delirium tremens débute d'une manière brusque et instantanée. (1)

C'est principalement dans les organes des fonctions intellectuelles et locomotrices, que se décèlent les caractères du Delirium tremens. Une fois déclarée, cette maladie change peu; les modifications qu'elle éprouve, tiennent en grande partie à l'intensité plus ou moins grande de tels ou tels symptômes. S'annonce - t - elle d'une manière graduée ? l'esprit s'égare insensiblement : dans le cas contraire, en peu de jours, en quelques heures même, les facultés intellectuelles tombent dans le plus profond désordre. Le délire est calme ou furieux; il s'exalte, s'exaspère ou diminue d'intensité d'un moment à

(1) Les auteurs qui l'ont désigné par les expressions suivantes : *attaques de délire aigu*, *de manie aiguë*, *de phrénésie exquisite*, l'avaient probablement rencontré sous cette forme. Ils ont d'ailleurs appliqué ces dénominations à plusieurs maladies différentes.

l'autre, sans qu'aucun ordre asservisse ces changemens à une marche régulière. Ces rémissions, ces paroxysmes plus ou moins répétés dans telle circonstance, sont plus rares dans telle autre, et ne peuvent être calculés ni pressentis. Quelquefois les idées sont vagues, les discours interrompus, les réponses nulles ou déraisonnables, le jugement et la mémoire pervertis : plus souvent, au contraire, l'on est étonné de trouver une certaine liaison dans les propos des malades dont l'attention paraît dirigée sur une idée fixe, autour de laquelle roulent toutes les autres. Calmes et dociles, dans le principe, ils ne se plaignent ordinairement d'aucune douleur physique; mais bientôt, tourmentés par les soins qu'exigent, suivant eux, leurs affaires domestiques, ou leurs occupations journalières, on les a vus oublier tout ce qui ne se rattachait pas directement à ces dernières; s'entretenir, avec les personnes qui les entouraient, du sujet dont ils étaient préoccupés; reconnaître leurs parens et leurs amis; prendre, sans répugnance, les médicamens qu'on leur présentait; se promener à grands pas dans leur appartement, et ne donner de signes positifs d'aliénation mentale que lorsqu'on les interrogeait sur des matières vers lesquelles leur attention n'était pas dirigée. On les a vus, enfin, quelques heures après, poursuivis par leur idée dominante, manifester une grande anxiété, s'obstiner à vouloir réaliser les projets qu'ils croyaient avoir formés ou qu'ils formaient réellement, puis entrer en fureur, quand on opposait une juste résistance à leurs déterminations insensées.

Si ces malades ne semblent devenir furieux que par cela même qu'on ne les abandonne pas à leurs projets irréfléchis, il en est, soit que leur caractère ou d'autres circonstances les y disposent, dont le délire est tout à coup furieux. Ils ne répondent pas aux questions qu'on leur adresse, ne profèrent que des mots entrecoupés ; et si, pour prévenir des accidens, quelquefois très-funestes, le médecin les fait attacher, alors leur fureur redouble, ils crient et s'épuisent en vains efforts contre un obstacle dont ils ignorent la nature et que leur imagination délirante transforme diversement, suivant l'idée dont ils sont préoccupés.

Lors de l'invasion de la maladie, le sommeil est inquiet, agité : une insomnie complète succède bientôt à ces phénomènes.

La physionomie partage le trouble des fonctions intellectuelles ; aussi présente-t-elle une infinité de modifications et de nuances variées. Au début, air inquiet, égaré ou agité : le délire, calme ou furieux, lui imprime ensuite un caractère particulier, quelquefois en rapport avec l'idée exclusive dont le malade est frappé. Les yeux souvent injectés, les muscles de la face contractés ou agités de mouvemens spasmodiques, contribuent, en outre, à donner à la physionomie une expression difficile à décrire.

Les organes des sens, considérés en eux-mêmes, sont intacts; cependant, les idées qui s'y rattachent participent souvent au désordre général des fonctions de l'entendement.

Lorsque le délire se déclare, quelques malades se promènent dans leur chambre, s'arrêtent tout-à-coup, s'emportent et redeviennent immobiles, prêts à se livrer à de nouveaux emportemens. D'autres, persuadés que leurs affaires les appellent au dehors, tentent tous les moyens possibles d'échapper aux personnes chargées de les surveiller; profitent de l'absence des gardes-malades pour s'évader; sortent par les fenêtres; montent sur les toits, et périssent quelquefois, victimes d'accidens qu'ils ne peuvent calculer et que l'on aurait dû prévoir. A une époque plus éloignée de l'invasion de la maladie, ou lors même de son début, s'il a lieu sous la forme d'une *attaque*, presque tous les muscles du corps, notamment ceux des membres thorachiques, sont agités de mouvemens continuels, inégaux et involontaires. Ces contractions alternatives des muscles extenseurs et fléchisseurs produisent un jeu très-remarquable des tendons, surtout aux poignets, qui se trouvent tirés en dedans du bras, en vertu de la prédominance des muscles fléchisseurs sur les extenseurs (1). Les malades s'occupent ordinairement à éplucher les couvertures de leur lit, lorsque le tremblement partiel ou général n'a pas lieu.

La langue est épaisse, blanche ou jaunâtre, humide, rarement sèche. La soif est nulle ou peu vive (2). Ordinairement les selles sont rares; le

---

(1) Les mouvemens fréquens et inégaux des muscles et des tendons, rendent quelquefois difficile de s'assurer de l'état du pouls, au moins d'une manière exacte.

(2) Les docteurs Sutton et Perry ont guéri des maniaques tourmentés de soif et d'insomnie, avec l'opium (Esquirol, Dict. des Sc. Méd., ar. *Manie*). Le phénomène de la soif n'a pas été signalé d'une manière spéciale par le docteur Sutton. Elle est plus ou moins vive, suivant que les sueurs sont plus ou moins abondantes. J'ajouterai même que, dans cette circonstance, les malades manifestent rarement leur goût pour les boissons : *le sentiment de la soif* est nul ou imparfaitement perçu.

dévoiement n'a presque jamais lieu ; l'excrétion des urines et des matières fécales est quelquefois involontaire ; mais il ne faut pas attribuer ce phénomène à la faiblesse des organes : le désordre des fonctions sensoriales est tel, que les malades négligent des précautions qu'ils auraient prises dans d'autres circonstances, et dont ils ne semblent pas prévoir la nécessité.

Le pouls, calme ou lent, devient quelquefois fréquent et agité, surtout si le délire est furieux.

La respiration est libre et facile. Un babil intarissable, des cris plus ou moins répétés succèdent souvent à la conversation la plus tranquille, lorsque les malades s'imaginent que leur vie est en danger, ou croient voir, dans les personnes qui les entourent, des fâcheux ou des ennemis prêts à contrarier leurs projets.

La chaleur de la peau, naturelle si le délire est tranquille, paraît plus élevée lorsqu'il est agité. Une sueur, quelquefois abondante, gluante et froide, exhalant une odeur fétide, accompagne ces symptômes divers.

Les phénomènes que nous venons d'exposer, apparaissent parfois simultanément, se succèdent avec une rapidité plus ou moins grande, et ne cessent qu'au moment où les malades perdent la vie (1), après une agonie de peu de durée, à moins qu'un traitement approprié n'arrête leurs progrès et ne les dissipe entièrement.

Le plus souvent, l'issue du Delirium tremens, quelle qu'elle soit, ne se fait pas attendre plus de dix jours : sa durée, lorsqu'il affecte une marche chronique, peut être difficilement calculée.

Outre les terminaisons dont nous venons de parler, le docteur Sutton a vu l'apoplexie, la paralysie succéder au Delirium tremens, ou du moins intervenir dans son cours. Il me semble que la première manière d'envisager les choses n'est pas à l'abri d'une critique judicieuse. Ne peut-on pas supposer, avec autant de raison, que si l'apoplexie, la paralysie frappent des individus atteints de Delirium tremens, ces maladies sont indépendantes les unes des autres? Une névrose de l'encéphale se termine-t-elle par une hémorrhagie dans cet organe même? Ne sont-ce pas plutôt deux maladies distinctes qui peuvent naître simultanément ou à peu de distance l'une de l'autre; mais constituant deux lésions organiques

---

(1) De légères attaques de Delirium tremens sont peut-être susceptibles d'une guérison spontanée. (*Voyez* plus haut.)

particulières, ayant chacune leurs caractères, leur traitement, etc.?

Après avoir examiné tous les symptômes du Delirium tremens, isolément et dans leur ensemble (1), on appréciera de suite le degré d'importance qu'ils offrent pour éclairer le diagnostique de cette maladie. L'attention du médecin se portera naturellement vers l'encéphale, et le trouble de cet organe donnera la clef de presque tous les autres phénomènes. L'observateur verra, dans le délire calme ou furieux, continu ou rémit-

---

(1) Un grand nombre de ces symptômes appartiennent à d'autres espèces de manies, et ont été généralement assignés au genre *manie*, formé par la réunion des caractères communs aux espèces. Si je m'étais borné à rapporter les phénomènes qui se rencontrent exclusivement dans le Delirium tremens, à peine aurais-je indiqué deux ou trois symptômes, qui, détachés du tableau dont ils font partie, n'auraient donné qu'une image imparfaite et infidèle de cette maladie. Au reste, ceux qui voudront assigner des caractères positifs aux diverses espèces d'aliénations mentales, seront forcés, les symptômes n'offrant pas toujours de nuances assez tranchées, d'avoir égard, comme nous, à la cause de l'affection, à sa marche, à sa durée, à sa terminaison, et à d'autres circonstances que nous tâcherons de faire ressortir lorsque nous établirons le diagnostique du Delirium tremens. (*Voyez* page 30.)

tent, une lésion de l'encéphale ; les muscles agités de mouvemens irréguliers par suite de cette affection ; ceux de la face imprimer à la physionomie le trouble des idées ; le cœur ralentir ou accélérer ses pulsations, etc. ; et les autres instrumens de nos fonctions qui ne peuvent rester impassibles, au milieu du désordre occasioné par l'affection d'un organe aussi important que l'encéphale, lui présenteront une série plus ou moins variée de phénomènes sympathiques dont l'origine est évidente.

La complication du Delirium tremens avec le rhumatisme aigu, la scarlatine, le typhus, etc., est prouvée par quelques observations consignées dans le Mémoire du docteur Sutton. Ces maladies sont indépendantes de la première, dont elles masqueront le véritable caractère aux yeux de l'homme peu exercé. N'ayant pas moi-même recueilli de faits analogues, je suis forcé de renvoyer à la source que je viens d'indiquer.

Les hommes sont presque exclusivement atteints du Delirium tremens (1). L'autre sexe, plus éloigné par ses habitudes et ses penchans

---

(1) Nos observations, et celles du docteur Sutton, attestent que cette maladie attaque, souvent plusieurs fois, le même individu.

naturels des excès qu'entraîne la dégoûtante passion du vin, doit offrir rarement des exemples de cette maladie. Cependant le docteur Sutton a vu quelques Anglaises frappées du Delirium tremens, et l'on a eu, sans doute plus d'une fois, en France, occasion de l'observer chez des femmes du peuple.

Il résulte des faits rapportés par les docteurs Sutton, Bidwel, etc., et de notre propre expérience, que le Delirium tremens n'attaque jamais l'enfance : on devine aisément la raison de cette particularité. L'observation clinique démontre que cette maladie est plus fréquente, de quarante à soixante ans, qu'à toute autre époque de la vie ; celle de la société s'accorde aussi pour prouver que les hommes s'adonnent plus souvent aux excès et aux fureurs de Bacchus, dans ce période de notre existence.

Le Delirium tremens atteint presque toujours des hommes forts, robustes et pléthoriques. Ai-je besoin de dire qu'il est des exceptions à cette règle générale ? (1)

---

(1) Un usage familier, plutôt que le bon goût, a consacré quelques expressions pour caractériser, au physique et au moral, la plupart de ces individus. Ce sont des *Amis de la joie*, des *Bons vivans*, des *Roger-bon-Temps*, etc.

Dans les exemples de Delirium tremens qu'il a recueillis, le docteur Sutton n'a pas tenu compte des professions des malades. J. Perry a traité un courtier de vin, atteint de cette espèce de manie; nous avons vu un crieur de marée, un postillon, un commis aux barrières, un marchand de vin, en être frappés. On peut affirmer, sans crainte d'être démenti par l'expérience, que le Delirium tremens est plus fréquent dans les professions qui portent ou exposent davantage ceux qui s'y livrent, à l'abus des liqueurs spiritueuses.

Je ne suis pas étonné que les médecins anglais aient été les premiers à distinguer le Delirium tremens, des maladies avec lesquelles il avait été confondu. Le pays de l'Europe, où l'on abuse le plus des liqueurs alcooliques, ne devait-il pas être aussi celui où l'un des plus funestes résultats de ces excès serait d'abord signalé?

En finissant cet article, je ferai remarquer qu'on ne peut appliquer au Delirium tremens, qui se déclare indistinctement à toutes les époques de l'année, ce que les auteurs ont écrit sur la fréquence de la manie, au printemps et pendant les chaleurs de l'été.

Recherches Anatomiques.

Sans exagérer les avantages de l'autopsie des

cadavres, pour éclairer le siége et la nature du Delirium tremens, je regrette que le docteur Sutton n'ait pas profité de ce moyen d'investigation, dans plusieurs circonstances où il aurait pu l'employer. En vain, ce médecin rappelle-t-il que l'apoplexie, la paralysie, quelques maladies comateuses ont succédé au Delirium tremens; on n'en concluera pas rigoureusement que le cerveau soit l'organe affecté dans cette maladie dont on ne pourrait, par ces seules considérations, établir le véritable caractère. Les recherches anatomiques, entreprises jusqu'à ce jour sur ce sujet, ont été exécutées avec peu de soin: la science en réclame de nouvelles. Rien ne prouve que le Delirium tremens, considéré indépendamment de toute complication, soit le résultat, dans aucun cas, d'une lésion matérielle de l'encéphale; ni même qu'il détermine d'altérations appréciables, dans ce viscère, quoique le docteur Sutton annonce qu'il ne serait pas surpris que l'on trouvât alors, à l'ouverture des cadavres, des liquides épanchés dans le cerveau, et les vaisseaux de cet organe injectés et gorgés de sang: nous sommes d'autant plus fondés à persister dans notre opinion, que nous avons eu l'occasion de la vérifier dans un cas particulier (1).

(1) Obs. 3.

Diagnostique.

On a long-temps confondu le Delirium tremens avec la phrénésie, les fièvres malignes, nerveuses, et la manie considérée d'une manière générale.

Si l'analogie de quelques phénomènes observés dans le Delirium tremens et la phrénésie, tend à les rapprocher l'un de l'autre, des différences essentielles n'échapperont pas au médecin qui fera une étude comparative de ces deux maladies. La phrénésie débute par un frisson subit et souvent assez intense ; ce phénomène ne s'observe pas dans l'invasion du Delirium tremens. La céphalalgie est vive, poignante, tensive dans la première de ces affections ; elle est nulle ou légère dans la seconde. Les malades supportent difficilement la lumière dans l'une, tandis qu'elle ne les fatigue nullement dans l'autre. Le pouls, dur et vibrant dans la phrénésie, n'a pas de caractère particulier dans le Delirium tremens, où il est lent, naturel ou vite. Le délire fixe, dans ce dernier, est varié dans la phrénésie. Les tremblemens des membres sont rares et fâcheux dans la phrénésie (1) ; ils se manifestent

---

(1) Selon Hippocrate, Galien, Lieutaud, Pinel, etc., les tremblemens sont un phénomène très-fâcheux dans la phrénésie.

presque constamment dans le Delirium tremens, au début même, et dans le moindre degré de l'affection, sans rendre le pronostique plus défavorable. Dans l'une, les pédiluves, les épispastiques, les émétiques, les purgatifs, et surtout les saignées locales et générales, sont employés avec succès ; dans l'autre, l'opium paraît être le seul remède convenable. La phrénésie dépend de l'action d'agens divers sur le corps humain ; le Delirium tremens reconnaît pour cause spéciale, l'abus des liqueurs spiritueuses. Enfin, lorsque la mort a frappé les individus atteints de Delirium tremens, les recherches anatomiques n'ont jamais démontré les traces d'inflammation qui caractérisent la phrénésie, tels que les épanchemens purulens ou séreux (1). Je me résume : le Delirium tremens est une névrose de l'encéphale, et la phrénésie, une phlegmasie de l'arachnoïde.

On sait quel jour l'anatomie pathologique a

---

(1) Baillou, Heurnius, Bonet, etc., rapportent avoir vu des exemples de phrénésie, sans aucune trace, après la mort, d'inflammation dans l'intérieur du crâne. Il faut abandonner ces observations à ceux qui respectent plus les opinions que les faits bien appréciés, si l'on ne veut pas s'exposer à tout confondre.

répandu sur la classe des fièvres. Dans les unes, les membranes muqueuses de l'estomac et de l'intestin ont été trouvées enflammées : dans d'autres, les principaux instrumens de la vie, et notamment le cerveau, ont paru le siége de lésions plus ou moins graves. Ces altérations organiques, bien caractérisées, établiraient seules une démarcation positive entre le Delirium tremens et la plupart des fièvres. Mais si, négligeant l'étude des organes, après la mort, nous nous bornons à mettre en parallèle les symptômes du Delirium tremens et ceux des fièvres, nous verrons encore qu'il ne peut appartenir à cette classe de maladies. *La fréquence du pouls*, caractère principal des fièvres essentielles, ne se rencontre pas constamment dans le Delirium tremens : les contractions du cœur conservent leur rhythme habituel, se ralentissent ou s'accélèrent, dans cette dernière affection. Il suffira de faire un tableau comparatif du Delirium tremens et des fièvres inflammatoire, bilieuse, muqueuse, adynamique (1), etc., pour se convaincre que ces maladies diffèrent les unes des autres par leurs causes, leurs symptômes, leur siége et leur trai-

(1) *Pinel*, Nosogr. philosoph., *in*-8.°; Paris 1813, tom. 1, *Fièvres essentielles*.

tement. En poursuivant ce parallèle, un observateur attentif distinguera quelques caractères propres au Delirium tremens, parmi ceux qui lui sont communs avec les fièvres ataxiques dont la marche inégale et de nombreux phénomènes décéleront l'existence (1).

En voulant distinguer le Delirium tremens, de la *manie*, le docteur Sutton a considéré le sujet d'une manière trop générale : la certitude du diagnostique peut-elle résulter de la comparaison d'une *espèce* et d'un *genre* de maladie? Le Delirium tremens n'a jamais persisté, peut-être, plus de quinze jours (2); cette seule circonstance s'oppose à tout rapprochement entre lui et les *manies chroniques*. Il n'est pas aussi facile de montrer les caractères qui le séparent des autres manies aiguës : cependant, après avoir médité plusieurs observations particulières de délire aigu, rapportées par MM. Fodéré, Dubuisson, etc., et les avoir comparées à celles de Sutton, Bidwel, etc., et aux miennes, je suis

(1) Nosographie philosophique, tom. 1, *Fièvres ataxiques.*

(2) Nous parlons ici du Delirium tremens aigu. Les circonstances antécédentes contribueront fortement à éclairer le diagnostique de la même maladie, passée à l'état chronique.

resté convaincu qu'on devait regarder comme une espèce de manie distincte de toutes les autres, celle dont les *caractères essentiels* sont : d'être produite par l'abus des liqueurs spiritueuses ; de consister principalement dans un délire fixé sur les occupations journalières des malades (1), alors même que les fonctions intellectuelles sont dans le plus grand désordre ; d'offrir (2) une agitation continuelle des muscles extenseurs et fléchisseurs ; de se terminer en peu de jours, par la santé ou la mort ; d'être singulièrement aggravée par les saignées ; de céder, comme par enchantement, à l'emploi de l'opium, à fortes doses, tandis que ce médicament est presque toujours nuisible dans la plupart des autres aliénations mentales ; enfin, de présenter cette particularité, lors du rétablissement des malades, qu'ils ne conservent pas le plus léger souvenir des idées qui les avaient exclusivement occupés dans leur délire (3).

(1) Ce délire, fixé sur les affaires domestiques, (2) cette agitation des muscles, qu'il ne faut pas confondre avec les tremblemens habituels des ivrognes, ont éte souvent observés dans l'ivresse, qui, lorsqu'elle est dissipée, ne laisse aussi, dans l'esprit de ceux qui en ont été atteints, (3) aucun souvenir des choses dont ils se sont entretenus. Ce rapprochement

Pronostique.

Les sueurs sont d'un heureux augure dans la phrénésie, mais on ne doit en tirer aucune conséquence favorable dans le Delirium tremens: le docteur Saunders pense même qu'elles peuvent être nuisibles. Je ferai cependant remarquer, avec le docteur Sutton, qu'un grand nombre d'individus atteints du Delirium tremens, après avoir éprouvé des sueurs abondantes, gluantes et fétides, n'en ont pas moins facilement recouvré la santé par un traitement convenable.

Les tremblemens des membres, si funestes dans la phrénésie, ne sont pas plus redoutables, dans le Delirium tremens, que les autres phénomènes qui le caractérisent.

La gravité du pronostique dépend constamment de l'intensité de tous les symptômes, et de l'époque plus ou moins avancée de la maladie.

Abandonné à lui-même, le Delirium tremens aurait probablement, dans le plus grand nombre de cas, une issue funeste. L'expérience a prouvé que tout moyen thérapeutique, autre que l'opium, échouerait contre une violente attaque de cette maladie.

---

ne tend-il pas à confirmer l'opinion que nous avons émise sur la cause du Delirium tremens?

Traitement.

Plusieurs symptômes du Delirium tremens annonçant une irritation vive du système nerveux, l'inspection anatomique du cerveau, dont les vaisseaux ont été quelquefois trouvés injectés de sang (1), semblerait indiquer, au premier aperçu, commander même l'emploi des saignées. Je vais essayer d'établir jusqu'à quel point et avec quelle circonspection on doit y avoir recours.

Au début d'une violente attaque de Delirium tremens, chez un homme robuste et pléthorique, il ne faudrait pas balancer à prescrire une large saignée; mais ensuite, ou dans toute autre circonstance, on se hâtera d'administrer l'opium, dont le succès est plus certain. Si, persistant dans l'emploi des saignées, on se reposait sur leurs effets présumés salutaires, la mort des malades serait presque toujours le résultat de cette pratique vicieuse (2). Le docteur Sutton va plus loin; il prétend qu'il n'a jamais jugé la saignée

(1) Sutton, ouvrage cité.

(2) When blood-letting has been employed, and principally relied on, j have observed a fatal termination of the disease in almost every case, etc. (Sutton, ouvr. cité, p. 66.)

indispensable, après l'invasion du paroxysme, sans prétendre néanmoins que cette opération puisse nuire aux effets de l'opium. Sa confiance dans l'action de ce dernier moyen, est telle, qu'il n'a cru, dans aucun cas, devoir perdre un temps précieux à pratiquer des saignées locales ou générales, et à plus forte raison lorsque la maladie datait de plusieurs jours.

L'application des ventouses et des sangsues, dans diverses parties du corps, me paraît au moins inutile; c'est ce que l'on peut, au reste, justement inférer des observations rapportées par le docteur Sutton. Jamais il n'a remarqué d'amélioration après leur emploi qu'il s'est empressé de remplacer par celui de l'opium.

Saunders, Sutton, M. le professeur Duméril, etc., dans le traitement du Delirium tremens, ont démontré les effets éminemment salutaires de l'opium. Je n'ai pu découvrir si quelque auteur les avait déjà fait connaître : le peu de succès de la saignée était bien propre à justifier une tentative hardie; c'est probablement ainsi que les avantages inappréciables de préparations narcotiques données à forte dose ont été découverts.

Le docteur Sutton ayant rapporté, dans ses

observations, les divers traitemens prescrits aux malades, avant qu'ils fussent confiés à ses soins, nous a mis à même de prononcer sur l'efficacité de plusieurs moyens thérapeutiques, et de tirer en outre cette conséquence : « que l'opium administré au début et dans le cours de la maladie, n'a pas présenté de différences très-remarquables dans ses heureux résultats ». Cependant, ne serait-il pas plus avantageux d'employer ce médicament dès l'invasion du mal, que d'attendre au moment où l'agitation, l'insomnie, le délire, les tremblemens, etc., auraient acquis plus de force et d'intensité? Avant de répondre à cette question, il faut se rappeler que les caractères du Delirium tremens peuvent être équivoques, lorsqu'il se déclare. A quels risques ne s'exposerait-on pas, en prescrivant d'aussi fortes doses d'opium que celles dont l'utilité est incontestable dans cette affection, si le diagnostique avait été mal établi ! Cette seule réflexion suffira pour suspendre la détermination du médecin dans un cas douteux : en toute autre circonstance, temporiser serait ridicule ; le mal réclame le remède qui lui est approprié.

Le docteur Sutton prescrit indistinctement l'extrait muqueux d'opium, et le laudanum liquide de Sydenham (1). M. le professeur Duméril a fait constamment usage de cette dernière préparation. S'il existe quelques nuances dans le mode d'action de ces médicamens, elles doivent être peu sensibles, du moins quant aux résultats.

Il est impossible de déterminer, d'une manière précise, la quantité d'opium que l'on doit administrer dans le Delirium tremens. L'observation des faits particuliers répand seule quelque jour sur ce sujet, qui n'admet pas de règle générale : mais je crois utile de rappeler que les individus atteints de cette maladie supportent des doses effrayantes de ce remède, et certainement mortelles dans beaucoup d'autres affections. J'admets en principe, qu'il faut persister

---

(1) Un célèbre professeur de cette école a bien voulu me faire part, lors de la lecture de ce mémoire, que depuis long-temps il avait distingué ce délire des inflammations du cerveau, de celles de ses membranes, et qu'il le combattait avec le plus grand succès par le laudanum liquide de Sydenham, administré en lavement. (Description du délire nerveux, par M. le Professeur *Dupuytren*.—Annuaire des hôpitaux civils de Paris.)

dans l'emploi de l'opium, en augmenter progressivement les doses, jusqu'à ce que l'on ait obtenu du repos et du sommeil : ces phénomènes décèlent à la fois l'action du médicament, et une guérison que l'on attendrait en vain, s'ils ne l'annonçaient pas. Le médecin qui se laisserait intimider par l'idée des propriétés énergiques de l'opium, s'exposerait à voir les malades périr, victimes d'un mal qui n'aurait été qu'imparfaitement combattu. On ne suspendra pas tout-à-coup l'usage de l'opium, après une rémission des symptômes ; il serait aussi dangereux de ne pas diminuer, par degrés, les doses des préparations narcotiques : il faut savoir éviter une rechute complète dans le premier cas, et prévenir dans l'autre de funestes accidens.

Les premières doses d'opium, surtout lorsqu'elles sont peu considérables, semblent presque toujours aggraver les symptômes du Delirium tremens, soit qu'elles les exaspèrent réellement, ou que, n'étant pas suffisantes pour arrêter la maladie dans sa marche, celle-ci acquière, par cela seul, plus d'intensité. Tous les accidens persistent jusqu'à ce que le calme et le sommeil succèdant au délire, aux tremblemens, etc., annoncent les effets salutaires de l'opium (1). Alors, le trouble des fonctions intellectuelles, l'agitation, les mouvemens désordonnés des membres, cessent rapidement ou d'une manière progressive; les facultés de l'esprit reprennent leur force, leur énergie. Les malades, rendus à eux-mêmes, paraissent tout étonnés d'avoir été en danger de perdre la vie; il ne leur reste pas la plus légère idée des choses qui les occupaient exclusivement dans leur délire.

J'ignore si l'opium est le seul médicament narcotique que l'on ait conseillé dans le Delirium tremens. Serait-il prudent d'essayer divers re-

---

(1) Qu'un auteur systématique, entraîné par une imagination fougueuse au delà des bornes de l'observation, s'écrie : *opium me herclè non sedat* ! l'homme réfléchi verra dans cette exclamation un trait de caractère, et non une sentence qu'on doive répéter. Il faudrait être bien aveuglé pour ne pas être convaincu de la *propriété sédative* de l'opium, dans le Delirium tremens... Un petit nombre de rapprochemens sur les effets de l'opium et des liqueurs spiritueuses, ont porté quelques auteurs à croire que ces substances, si différentes par leurs propriétés physiques et chimiques, agissaient d'une manière analogue sur le corps humain. L'étude du Delirium tremens prouve le contraire.

mèdes de ce genre, lorsque l'un d'eux a été confirmé par l'expérience?

Les purgatifs n'occupent qu'un rang secondaire dans le traitement du Delirium tremens. On les administre seuls, ou de concert avec l'opium. On peut, sans danger, suspendre momentanément l'usage de ce dernier moyen, lors d'une forte rémission des symptômes, pour le remplacer par celui des purgatifs que nécessite une constipation opiniâtre; mais il serait nuisible, dans toute autre circonstance, d'entraver les effets du traitement, par des médicamens dirigés contre un seul phénomène morbide; et surtout de persister dans leur emploi. On devra, presque toujours, ajourner celui des purgatifs à la convalescence; le traitement sera plus simple et non moins heureux.

Il est des praticiens qui craindraient d'avoir négligé un moyen puissant, si, dans la plupart des maladies graves, et surtout dans celles de la tête, ils n'avaient eu recours à l'application d'un ou de plusieurs vésicatoires. Ces topiques, suivant eux, n'entraînent aucun inconvénient, lorsqu'ils sont inutiles. Le docteur Sutton a fait une observation contraire en étudiant le Delirium tremens. Ces médicamens occasionent de la douleur, fatiguent, irritent les malades et nuisent aux effets de l'opium quand ils lui sont associés. Cette dernière considération fera rejeter l'emploi des vésicatoires à ceux même que des préjugés blâmables disposeraient à se laisser entraîner par une complaisance déplacée.

Après avoir examiné chaque moyen thérapeutique isolément, il ne sera pas inutile de mettre en regard les deux principales méthodes de traitement adoptées dans le Delirium tremens. Je suivrai, dans leur exposition, l'ordre chronologique; le lecteur appréciera plus facilement les améliorations successives qu'elles ont éprouvées.

Méthode antiphlogistique et dérivative. Tant que l'on confondit le Delirium tremens et la phrénésie, ces deux affections furent combattues par une même série de médicamens. On prescrivit les saignées locales et générales dans le but de dégorger les vaisseaux du cerveau: on regarda les purgatifs et les vésicatoires comme indispensables, pour appeler vers un autre point du corps, la fluxion dirigée sur l'encéphale ou fixée dans cet organe. Ces moyens thérapeutiques parfaitement en rapport avec l'inflammation de l'arachnoïde, ont été pernicieux dans le Delirium tremens. Cette vérité, prouvée par de nombreuses observations, résulte, en outre, de la déclaration d'un des amis du docteur Sutton. Ayant long-temps partagé l'erreur commune, il lui confessa qu'il avait vu des effets si funestes de ce traitement employé, sans distinction, contre ces deux maladies, que la perte des individus attaqués du Delirium tremens, était presque inévitable (1). J'ajouterai, qu'après avoir reconnu l'utilité des remarques faites par Sutton, il s'empressa d'imiter sa pratique, dont il a constaté les avantages.

Méthode sédative. Presque tous les individus traités par le D. Sutton (2) avaient été saignés sans soulagement. En retraçant la marche suivie par

---

(1) Sutton pag. 6.

(2) Sur 32 malades atteints de Delirium tremens, traités par le D. Sutton pendant les trois dernières années qui précédèrent la publication de son mémoire, il n'en perdit que 4; encore fait-il observer que lorsqu'il fut appelé, ces derniers étaient depuis plusieurs jours, dans l'état le plus désespéré. MM. Duméril et Guersent ont guéri tous les individus frappés de la même maladie qu'ils ont soignés : je dois ajouter que leur nombre n'a pas été considérable.

ce médecin expérimenté, nous rappellerons à la fois sa méthode de traitement et celle que l'expérience a sanctionnée. Quels que fussent les médicamens administrés avant sa première visite, Sutton prescrivait une forte dose d'opium, et regardait à peu près comme perdu le temps passé à tenter d'autres moyens thérapeutiques. Si les malades avaient déjà pris, sans succès, quelques préparations d'opium, il en augmentait hardiment la quantité, et persistait dans l'usage d'une substance à laquelle la guérison lui semblait attachée. Quelquefois, pour calmer les préjugés et les inquiétudes des assistans, il associait à ce remède héroïque diverses formules insignifiantes, ou quelques médicamens accessoires, destinés à combattre des symptômes particuliers. Le traitement adopté par MM. Delaroche, Duméril et Guersent, est entièrement conforme à celui du docteur Sutton; aussi n'ajouterai-je qu'une remarque à ce sujet. Si le Delirium tremens se déclare en même temps qu'une autre maladie, les moyens thérapeutiques devront être dirigés simultanément et de concert contre les deux affections. Dans le cas, cependant, où l'une d'elles serait légère, on pourrait en ajourner le traitement après la guérison de l'autre, et sans avoir égard à la complication, se borner à l'emploi exclusif de l'opium : mais quel parti prendre lorsque les deux maladies réclament un traitement opposé, et que leur gravité augmente encore l'incertitude du médecin?....

OBSERVATIONS

DE

DELIRIUM TREMENS.

Observation Ire.

(Maison de santé, salle des hommes, n° 29.)

Barré, Alexandre-François, marié, employé aux douanes, né à Aubigny, département des Ardennes, demeurant rue Notre-Dame-des-Victoires, n.° 10, fut apporté le 12 novembre 1814, à la maison de santé du faubourg Saint-Martin.

Ce malade avait éprouvé, la veille, sans cause connue, une altération subite et si profonde des fonctions intellectuelles, que les personnes qu'il fréquentait le crurent aliéné pour toujours. Cette crainte leur paraissait d'autant mieux fondée, qu'il avait déjà, suivant leur rapport, *perdu la tête*, quelques années auparavant. On ne lui connaissait d'ailleurs qu'un défaut : l'abus invétéré des liqueurs spiritueuses.

Taille haute, cheveux châtains, tempérament sanguin, figure animée, langue jaunâtre, soif peu vive, déglutition facile, bas-ventre souple, excrétion libre des urines et des matières fécales, poitrine sonore, toux légère, pouls fréquent (90 pulsations par minute), céphalalgie, air préoccupé, sens intacts, mouvemens brusques et inégaux, agitation continuelle du tronc et des membres, loquacité, emportemens, cris, vociférations, réponses nulles ou déraisonnables, rarement justes, transpiration cutanée abondante et d'une odeur forte.

Sans cesse préoccupé des devoirs que sa place exige, Barré appelle ses camarades, crie à la fraude, prétend faire lui-même de nouvelles perquisitions, etc. Dans un autre instant, il accuse les personnes qui l'entourent de favoriser les fraudeurs, s'emporte contre elles, et les accable d'injures; d'autres idées plus incohérentes succèdent à celles-là. Cependant, au milieu des pensées incomplètement exprimées, des propos sans suite, et des vociférations du malade, il est facile de voir que son imagination déréglée s'exerce uniquement sur les occupations auxquelles il se livre habituellement.

On n'avait rien tenté pour s'opposer à la marche de cette maladie. On prescrivit :

Tisane pectorale.

2 *Mixtures anodines* (1).

Barré fut attaché dans la journée.

Le 13, tous les symptômes acquirent plus de force et d'intensité.

Limonade tartarique, deux pintes.

2 *Mixtures anodines.*

Le 14, air étonné, agitation du tronc et des membres moins considérable, suivie d'un léger affaissement; le délire plus calme présente des rémissions; transpiration très-abondante.

Tisane pectorale.

2 *Mixtures anodines.*

Le 15, pouls moins fréquent (80 pulsations par minute), délire passager, rémissions très-marquées dans le jour, propos vagues, sans idée fixe; cessation des tremblemens, ou plutôt des mouvemens irréguliers des membres.

Limonade tartarique.

Mixture anodine, n° 1.

2 *Lavemens.*

---

(1) *Mixture anodine :*

℞. Laudanum liquide de Sydenham, 2 scrupules.
Eau de fleurs de sureau, 7 onces.
Sirop simple, une demi-once.

Le 16, amélioration de plus en plus prononcée, idées saines, réponses justes, nul souvenir de tout ce qui s'est passé depuis l'invasion de la maladie, désir des alimens, sommeil paisible.

Limonade tartarique.

½ *Mixture anodine.*

Le 17, le malade se lève et se promène dans la salle. Il ne restait d'une maladie aussi fâcheuse, qu'une céphalalgie qui cessa de suite par l'emploi des pédiluves sinapisés.

Le 21, Barré sortit de la maison de santé, parfaitement rétabli.

Observation II.

(Maison de santé, salle des hommes, nº 30.)

Morand, Jean, âgé de cinquante ans, marié, portier, né à Croûte, département du Cantal, demeurant à Paris, rue Bertin-Poirée, nº 5, fut apporté à la maison de santé, le 3 décembre 1814.

On nous dit qu'il était *fou* depuis trois jours, et qu'on s'était borné, pendant ce court laps de temps, à lui donner de la décoction d'orge pour boisson. Nous apprîmes, en outre, des personnes qui l'avaient amené, qu'il faisait un usage immodéré du vin et des liqueurs spiritueuses.

Taille moyenne, embonpoint considérable,

tête volumineuse, cou court, poitrine large et sonore, bas-ventre souple, céphalalgie, langue jaunâtre, soif peu vive, déglutition facile, excrétion libre des urines et des matières fécales, respiration facile, pouls naturel (60 pulsations par minute), agitation continuelle des muscles du tronc et des membres; sens intacts; mouvemens quelquefois brusques, et réitérés sans but et sans motif, loquacité, cris, vociférations, réponses nulles ou déraisonnables, rarement justes; transpiration abondante et d'une odeur forte.

Limonade tartarique.

2 *Mixtures anodines.*

L'agitation et les mouvemens désordonnés du malade, nous ayant forcé de lui mettre la camisole, il faisait des efforts considérables pour rompre les liens qui le tenaient attaché, disant souvent qu'on lui empêchait de *tirer le cordon.* Alors il appelait sa femme, criait : « Vite à la » porte, on frappe, tire donc, etc. » D'autres idées succédaient à celles-là, mais elles n'étaient que passagères, et le malade ne tardait pas à s'occuper de nouveau de sa porte et de sa loge.

Le 15 décembre, tous les symptômes observés la veille persistaient; cependant le délire était moins furieux : on aperçut quelques instans de calme.

2 *Mixtures anodines.*

Limonade tartarique.

A deux heures du matin, Morand adressa la parole à sa garde, qui remarqua avec étonnement, pendant la conversation, qu'il avait entièrement recouvré l'usage de sa raison. Quelques instans après, Morand s'endormit jusqu'au moment de la visite.

Le 6 décembre, idées saines, réponses justes et précises; il ne reste au malade aucun souvenir des accidens qu'il a éprouvés dans le cours de sa maladie, constipation.

Limonade tartarique.

Lavement émollient et lavement purgatif.

Les jours suivans, la santé de Morand se rétablit avec rapidité. L'appétit reprit son activité, après l'emploi d'un purgatif (*Poudre cathartique, deux scrupules.* *)

Morand sortit parfaitement guéri, le 12 décembre 1814, après dix jours de séjour à la maison de santé.

Observation III.

(Salle des hommes, n.° 49.)

Boisson, François, âgé de quarante-six ans, marié, crieur de marée, né à Dole, département

---

* *Poudre cathartique.* ℞ Jalap, trois onces.
Cristaux de tartre, une once et demie. M. S. L.

du Jura, demeurant au coin de la rue Saint-Germain-l'Auxerrois, n.° 3, fut conduit à la maison de santé, le 12 février 1815.

On nous dit qu'il avait *perdu tout à fait la raison* depuis deux jours. C'était pour la troisième fois, en peu d'années, qu'il était frappé de cette maladie que ses parens appelaient une *fièvre chaude*, et dont son médecin avait également méconnu le véritable caractère. Tous affirmèrent que Boisson, entraîné par une passion aussi vile que pernicieuse, faisait un usage immodéré du vin et des liqueurs alcooliques.

Taille petite, tête volumineuse, épaules larges, cou court, tempérament sanguin-bilieux, visage inquiet et agité, poitrine sonore, bas-ventre souple, langue jaunâtre, soif peu vive, déglutition facile, anorexie, selles rares, urines rougeâtres, respiration libre, pouls plein et fréquent (84 pulsations par minute), sens intacts, membres thorachiques agités de mouvemens continuels, inégaux et irréguliers; jeu très-remarquable des tendons et des muscles de l'avant-bras, loquacité, cris, vociférations, fureurs, idées vagues, réponses nulles ou déraisonnables, quelquefois justes; discours interrompus, mais se rattachant à une idée-fixe.

On attache Boisson dans son lit; il fait continuellement de violens efforts pour rompre les liens qui le retiennent, croyant soulever des fardeaux, les mettre en place, etc. Malgré le profond désordre des fonctions intellectuelles, toutes les idées de Boisson se rapportaient à ses occupations journalières.

Limonade tartarique.

Saignée, 3 palettes.

Aucune amélioration dans la journée, chaleur naturelle de la peau, sueur abondante et fétide, pouls aussi fréquent, mais moins développé. La nuit l'agitation continua; insomnie complète.

Le 14, tous les symptômes persistent au même degré d'intensité.

Limonade tartarique.

2 *Mixtures anodines.*

Le 15, les cris, les vociférations sont remplacés par un délire tranquille et passager. Plusieurs rémissions des symptômes ont lieu dans la journée; l'agitation est moins considérable; propos vagues, sans idée fixe.

Limonade tartarique.

2 *Mixtures anodines.*

La nuit fut bonne : le malade eut un sommeil tranquille.

Le 16, idées suivies, jugement sain, réponses

justes, rétablissement complet des facultés intellectuelles, pouls naturel, lassitude dans les membres.

Limonade tartarique.

Mixture anodine.

Une légère irritation des organes de la voix et de la respiration, provoquée par les cris répétés du malade, céda promptement à l'emploi des tisanes mucilagineuses, et Boisson sortit parfaitement guéri, le 22 février, après dix jours de séjour à la maison de santé.

N. B. Depuis cette époque, Boisson, malgré les observations qui lui avaient été faites sur la cause et le danger de sa maladie, s'est livré à de nouveaux excès, et pour la quatrième fois a été frappé du Délirium tremens, dans le mois de novembre 1815. Confié aux soins de personnes peu attentives, il se jeta par une fenêtre, et mourut victime de cet accident. J'assistai à l'ouverture de son cadavre; on ne put découvrir de lésion appréciable, ni dans l'encéphale ni dans ses membranes. La fracture de plusieurs côtes, quelques déchirures du foie et de la rate, une hémorragie considérable dans le bas-ventre, avaient causé la mort de ce malheureux.

Observation IV.

(Maison de santé, salle du midi, n.° 3.)

Bouquet (Jean), âgé de 59 ans, veuf, postillon au Bourget, près Paris, né à Pernau, département de l'Aisne, demeurant au Bourget, fut amené à la maison de santé du faubourg Saint-Martin, le 18 septembre 1815, par un officier de santé qui lui donnait des soins depuis deux jours, époque à laquelle les premiers symptômes de sa maladie s'étaient manifestés. Des limonades, des boissons délayantes, avaient été administrées sans succès.

Voici les notes que nous prîmes le 19 septembre au matin.

Taille moyenne, tempérament sanguin, visage effaré, lèvres rouges, langue humide, soif peu vive, appétit nul, déglutition facile, bas-ventre souple, selles rares, urines peu abondantes, respiration libre, poitrine sonore, céphalalgie, pouls moëlleux, et n'offrant que cinquante pulsations par minute; sens intacts; mouvemens involontaires du tronc et des membres, irréguliers, mais continuellement répétés; loquacité, cris, emportemens, fureurs, idées confuses, réponses nulles ou déraisonnables, perversion totale de la mémoire et du jugement, insomnie complète, chaleur de la peau dans l'état naturel, mais transpiration abondante et d'une odeur forte.

Des renseignemens positifs sur la vie privée du malade attestaient qu'il abusait journellement du vin et des liqueurs spiritueuses.

Limonade tartarique.

2 *Mixtures anodines.*

Le soir, l'agitation redouble; Bouquet veut s'élancer hors de son lit (on lui passe la camisole), il parle à ses chevaux, crie : « A cheval! » gare! etc.»; son délire roule continuellement sur ses occupations habituelles. Il n'y eut pas d'amélioration dans la nuit; le malade resta persuadé qu'il courait la poste.

Le 20, pouls rare (40 pulsations par minute); intermittences dans le délire, qui, jusqu'à ce moment, avait été continu; tous les autres symptômes persistent; constipation.

Limonade tartarique, bis.

2 *Mixtures anodines.*

Nuit calme, sommeil, sueurs fétides.

Le 21, réponses justes; oubli, ou plutôt nulle idée de tout ce qui s'est passé depuis l'invasion de la maladie, appétit peu prononcé, légère douleur à la gorge (1), pouls naturel (54 pulsations par minute).

Limonade tartarique.

Gargarisme adoucissant.

Le malade sortit guéri, le 25 septembre, après huit jours de séjour à la maison de santé.

Un demi-gros de *poudre cathartique*, administré à Bouquet la veille de sa sortie, rappela l'appétit que l'usage de l'opium semblait avoir émoussé (2).

Observation V.

(Maison de santé, salle du midi, n.° 6.)

Le 14 décembre 1815, on conduisit à la maison de santé du faubourg Saint-Martin, le nommé Georges, Jean-Baptiste, âgé de soixante-quatre ans, garçon marchand de vin, né à Maximeux, département de l'Ain, et demeurant rue Saint-Thomas du Louvre.

Cet homme, d'un caractère doux et paisible, avait toujours joui d'une bonne santé, quoiqu'il

---

(1) Ce phénomène, produit par les cris et les vociférations, s'est présenté plusieurs fois, dans des cas analogues.

(2) L'anorexie et la constipation, souvent produites par l'opium, se dissipent sur le champ, par l'administration d'un purgatif.

fût très-adonné au vin et aux liqueurs spiritueuses. Depuis deux jours, il commettait de nombreuses extravagances, et les personnes qui l'entouraient étaient devenues, sans motifs, l'objet de ses boutades et de ses emportemens.

Taille moyenne, tempérament sanguin, face bourgeonnée et légèrement couperosée, bas-ventre souple, selles et urines comme dans l'état sain, poitrine sonore, respiration facile, pouls moëlleux et fréquent (90 pulsations par minute), sens intacts, mouvemens irréguliers, démarche brusque et incertaine, loquacité, propos sans suite, cris, menaces, emportemens rarement portés jusqu'à la fureur; réponses nulles, déraisonnables, et quelquefois justes, lorsqu'elles se rattachent à l'idée fixe dont le malade est frappé. Georges prétend être contrarié dans ses opinions politiques; sa vie est en danger; il atteste qu'il est honnête homme, appelle ses voisins en témoignage, s'emporte lorsqu'on lui parle, crie, etc. Ce délire dura toute la journée, et resta renfermé dans le même cercle d'idées. (On attacha le malade.)

Tisane d'oranger.

2 *Mixtures anodines.*

Agitation continuelle, la nuit; insomnie complète, transpiration abondante et fétide.

Le 16, tous les symptômes observés la veille persistent.

Limonade tartarique.

2 *Mixtures anodines.*

Le 17, le pouls est moins fréquent (80 pulsations par minute); un léger affaissement a remplacé l'agitation générale du tronc et des membres; les cris et les discours furieux ont cessé; quelques mots sans suite échappent au malade, et sont suivis de phrases incomplètes.

Limonade tartarique, bis.

2 *Mixtures anodines.*

Pédiluve sinapisé.

Le 18, sommeil paisible, pouls naturel, idées saines, réponses justes. A peine Georges conserve-t-il un souvenir vague de ce qu'il a éprouvé durant sa maladie.

Limonade tartarique, bis.

Le 9, le malade avait recouvré toutes ses facultés; mais l'appétit était presque nul. Douze grains de rhubarbe, de la tisane d'orge, furent les seuls moyens thérapeutiques auxquels on eut recours pour rétablir l'action de l'estomac. Le 26, Georges s'en alla complètement guéri. (1)

---

(1) Pendant l'année 1818, M. le Professeur Duméril n'a traité, à la maison de Santé, qu'un seul malade

(1) OBSERVATION VI.

Ce malade était jeune, robuste, et très-adonné aux liqueurs spiritueuses. Deux jours avant ma visite, on avait pratiqué une large saignée, appliqué des vésicatoires, et prescrit quelques laxatifs; on lui fit ensuite prendre une dose ordinaire d'opium : malgré cela, le délire, une insomnie continuelle persistaient sans diminuer d'intensité. Lors de ma visite, on convint de donner au malade *deux grains d'opium*, toutes les deux heures, jusqu'à ce qu'on lui eût procuré du calme et du repos. Quand je le revis, il avait pris, dans l'espace de douze heures, *huit grains d'opium*. Ses amis, persuadés qu'il était impossible d'obtenir ainsi d'heureux résultats, avaient négligé, pendant quelques heures, d'administrer ce médicament. Dans l'intervalle de mes visites, des vésicatoires avaient été appliqués aux gras des jambes. Le malade, irrité par l'action des cantharides, était dans une agitation extrême, et couvert d'une sueur abondante et gluante; tremblemens, soubresauts des tendons, pouls à peine sensible, air effaré, œil injecté; excrétion invo-

---

atteint de Delirium tremens. Ce cas ne présenta rien de particulier : l'opium procura une prompte guérison.

(1) Sutton, ouvrage cité, cas. 6, pag. 23.

lontaire des urines, occupation continuelle du malade à éplucher les couvertures de son lit. Dans un tel état de choses, les chances de succès paraissaient peu probables; cependant, certains de la nature et de l'origine de la maladie, témoins des effets étonnans de l'opium dans quelques cas de Delirium tremens, nous nous déterminâmes à recourir de nouveau à son usage, faisant espérer aux amis du malade une amélioration prochaine, si l'on ne s'écartait pas du traitement que nous allions tracer. On convint alors de donner *deux grains d'opium*, jusqu'à ce qu'on eût obtenu du calme : il eut lieu après la quatrième dose, et le malade goûta quelques heures d'un sommeil tranquille. Le lendemain, je le trouvai jouissant pleinement de sa raison; le pouls était naturel, les soubresauts des tendons avaient cessé, les tremblemens étaient beaucoup diminués, l'appétit s'annonçait déjà. Pendant quelques jours, le malade prit *six grains d'opium*, divisés en plusieurs doses, et fut promptement rétabli.

(1) Observation VII.

M. Jones de Deptford et moi, nous avons soigné un malade qui, quatre jours avant notre

---

(1) Sutton, ouvrage cité, cas. II, pag. 34.

visite, avait éprouvé une attaque de Delirium tremens. Depuis deux nuits, insomnie, esprit agité, délire, tremblemens, et sueurs considérables. La veille, on avait pratiqué une saignée de douze onces environ; le sang était épais. Nous prescrivîmes *quarante gouttes de laudanum* que l'on répéterait toutes les deux heures, jusqu'à ce qu'on eût obtenu du calme. Il eut lieu après la seconde dose. Le lendemain, le malade était complètement rétabli, et n'éprouva pas de rechute.

(1) Observation VIII.

J'ai soigné avec M. Green de Lewisham, un homme robuste, âgé d'environ cinquante ans, atteint de Delirium tremens. Lorsque je le vis, il était très-agité : délire, tremblemens considérables, pouls vite, sueurs excessives. Il avait été intraitable pendant quelques heures, et n'ayant qu'un domestique auprès de lui, il était sorti de sa maison. Avant ma visite, une hémorrhagie nasale était survenue dans la journée : on avait évacué les premières voies; la maladie existait depuis trois jours. On convint d'administrer *deux grains d'extrait d'opium*, et de les répéter, toutes les

(1) Sutton, ouvrage cité, cas. 3, pag. 17.

deux heures, jusqu'à ce qu'on eût provoqué le sommeil. On l'obtint à la quatrième dose. Le lendemain matin, je trouvai le malade calme, et jouissant de toute sa raison. Il continua la *même dose d'extrait,* matin et soir; prit dans le jour des laxatifs et de légers toniques, et sa santé fut bientôt rétablie.

Observation IX. (1).

Un perruquier de la ville de Martigues, nommé *Mandet,* demeurant à la porte de Jonquières, âgé d'environ 36 ans, d'un tempérament sanguin, d'un esprit enjoué, fort adonné aux plaisirs et somnambule depuis son enfance, tomba, le 6 septembre 1806, après avoir fait ses pratiques du matin, et après un léger accès de colère, dans un état furieux, avec fièvre et sensation douloureuse à l'épigastre. Il fallut l'aide de plusieurs personnes pour le mettre dans son lit, après quoi l'on appela un chirurgien qui lui fit de suite une abondante saignée, laquelle fut encore répétée le soir; le délire augmente dans la nuit. Le 7, au matin, nouvelle saignée, po-

(1) Cas de phrénésie exquisite ou sans matière. (Traité du délire par le Docteur Fodéré, in-8.° ; Paris 1817, tom. 2, pag. 414.)

tion purgative avec la manne, lavemens purgatifs, fomentations émollientes sur le bas-ventre : le délire et la fièvre vont de mal en pis, et le malade ne rendait ni urines ni excrémens. Je suis appelé auprès de lui, le lendemain après midi, 9 septembre, au commencement du troisième jour de la maladie, et voici comment je le trouve : état naturel du visage et de la langue, yeux un peu rouges et effarés ; mains sans cesse en mouvement pour ramasser des flocons ; épigastre élevé et tendu, mais sans douleur ; pouls petit, précipité, convulsif. Insomnie opiniâtre, délire continuel, dans lequel le malade faisait, d'un air triste, des reproches à des soldats qu'il croyait présens, et qu'il interrompait de grands éclats de rire ; toujours tentatives pour se relever, et toujours contractions du corps vers les pieds.

J'avoue que dans un aussi grand danger, je ne voyais plus rien d'utile à conseiller, et je ne savais trop quel parti prendre, d'autant plus que la chambre était pleine de femmes qui toutes parlaient à-la-fois et donnaient leurs avis. M'enquérant de ce qui s'était passé avant la matinée, il me fut répondu que Mandet s'était toujours bien porté jusqu'au moment de l'invasion de la maladie actuelle, et qu'il n'avait rien fait de contraire, excepté d'avoir eu un mouvement de colère, même médiocre, et qu'il y était d'ailleurs sujet; qu'au surplus son père avait eu la même maladie dont il était mort. Comme la femme du malade ajouta qu'il était hémorroïdaire, et qu'il était possible que les hémorroïdes se fussent supprimées, je prescrivis, plutôt pour faire quelque chose que par aucun espoir, l'application de quatre sangsues à l'anus, la continuation des lotions tièdes sur le ventre et les membres abdominaux, avec un julep anti-spasmodique, camphré et nitré. Sur les six heures du soir, l'insomnie et le délire continuant, je me déterminai à faire dissoudre quatre grains d'opium dans une potion agréable au goût et à la vue, et à la faire prendre à cuillerées. Le malade reposa quelques instans, mais il se réveilla plus furieux et plus intraitable que jamais. Il demandait à chaque instant du pain et du vin, et s'irritait de ce qu'on ne lui en donnait pas. A 10 heures du soir, le voyant dans cette disposition, et craignant que l'abstinence complète dans laquelle on l'avait tenu n'eût encore été nuisible, je condescendis à ce qu'on lui présentât du pain et du vin trempé : il les dévora sans mâcher, mais il ne dormit pas pour cela, il fut au contraire plus inquiet. Je revis le malade le lendemain matin à 6 heures ; son corps était tout tremblant lorsque je le touchai ; le pouls ne présentait qu'une sensation de tremblement ; cependant le babil du malade ne cessait pas. Vésicatoires aux jambes ; son corps se recouvrit d'une sueur froide ; il y eut quelques selles liquides, et il mourut tranquillement le même jour, toujours parlant et toujours délirant, à deux heures après midi, la première heure du quatrième jour de sa maladie.

(1) Observation X.

Déja, sur la fin d'août de la même année ; j'avais été appelé à quelques lieues de la ville pour visiter un jeune laboureur, dont le père, qui était venu me chercher, m'avait fait la description de la maladie dont celle de Mandet me donna ensuite une copie fidèle. Me trouvant moi-même indisposé, j'envoyai à ma place un chirurgien qui pratiqua six saignées, mais inutilement ; le malade, toujours délirant, mourut au commencement du quatrième jour.

(1) Cas de phrénésie exquisite. (Traité du délire, par M. le Docteur Fodéré, tom. 2, pag. 417 et suiv.)

(1) Observation XI.

Un pauvre laboureur de la même ville, nommé *Julien*...., âgé de 49 ans environ, demeurant au quartier de Ferrières, près des remparts, fut attaqué de la même maladie dans les premiers jours de septembre, année 1807, et je fus appelé auprès de lui sur la fin du deuxième jour. Il avait le visage pâle, les yeux brillans sans être rouges, le corps maigre, décoloré, et plutôt froid que chaud. Il me prit pour un de ses compères avec lesquels il allait probablement quelquefois au cabaret : il me parla, en conséquence, sur un ton badin, entremêlant ses facéties de quelques discours raisonnables sur l'agriculture. Sa langue ne tarissait pas, non plus que son corps, sa tête et ses mains, qui étaient dans un continuel mouvement, mais sans pouvoir quitter la position horizontale. Je ne pus rien apprendre des antécédens; le malade était veuf, avec trois petits enfans, et il ne fut guère visité par d'autres personnes que par moi. Les exemples précédens et l'état du malade ne me permirent pas de prescrire la saignée; je me

(1) Cas de phrénésie exquisite. (Même ouvrage, pag. 417 et suiv.)

bornai à quelques grains d'ipécacuanha indiqués par l'aspect un peu saburral de la langue, et qui ne firent rien, à un ou deux lavemens, à des vésicatoires aux jambes, et à nourrir le malade avec des crêmes d'orge et des bouillons répétés souvent. Les forces se soutenaient, mais le babil, le délire et l'éveil ne cessaient pas. Le cinquième jour au matin, j'eus un moment d'espoir : je trouvai ce pauvre homme assis sur son lit, qui me salua de la main, me prenant toujours pour son compère ; mais je vis bien que ce signe, que les anciens ont donné pour bon, ne suffit pas s'il n'est pas accompagné : le pouls était convulsif, tremblottant, et fuyait sous mes doigts ; le corps était froid. Julien mourut en parlant, sur la fin du sixième jour, sans avoir eu d'autre symptôme plus grave qu'une sueur froide de plusieurs heures.

Observation XII.e (1)

Antoine Michel, perruquier, âgé d'environ

(1) Journal de Med., Chirurg., Pharm., etc. Janvier 1808, par MM. Corvisart, Leroux, Boyer, tom. 15, pag. 12, et suiv., par M. Peron. Cette observation est intitulée : *Manie qui a simulé, dans son début, une péripneumonie.*

40 ans, était d'un tempérament sanguin, d'une constitution forte et robuste, habitait Paris depuis long-temps, et avait toujours été très-adonné à l'ivrognerie.

En 1782, il avait eu une péripneumonie excessivement grave, et pour laquelle il garda le lit pendant deux mois; mais depuis il avait constamment joui d'une bonne santé.

En 1792, se trouvant à la fête qui eut lieu lors de la translation des cendres de J.-J. Rousseau au Panthéon, *Michel*, qui pendant plusieurs années avait été perruquier de cet homme célèbre, fut tellement enthousiasmé des honneurs qu'on rendait aux mânes du philosophe de Genève, qu'il se prit aussitôt de belle passion pour la philosophie. Dès lors, dans ses discours, dans ses actions, il affecta de prendre les tons et les manières de son ancienne pratique. Il ne souffrit plus qu'on l'appelât autrement que Cadet Rousseau, etc. Bref, en singeant le philosophe, notre barbier devint réellement fou, et plusieurs fois il se trouva dans un état qu'on ne pouvait guères regarder que comme une attaque de manie. En se rangeant sous l'égide de Minerve, il ne déserta pas pour cela les drapeaux de Bacchus; tous les jours de nouveaux excès de table entraînaient de nouvelles disputes dans le ménage du barbier philosophe ; de sorte que sa femme, lassée de sa conduite, demanda le divorce, l'obtint, et quitta Cadet Rousseau. Il fut très-sensible à cet abandon de son épouse, et les accès de sa manie, rares d'abord, devinrent plus rapprochés. En l'an 7, ils furent extrêmement fréquens, et il y en eut un entr'autres à la violence duquel il faillit succomber. Après avoir bu toute la journée et la nuit du 15 floréal an 8, le 16 au matin il eut une forte indigestion, qui fut suivie d'une abondante diarrhée.

Le 17 matin, il sentit une vive douleur à la partie latérale gauche du thorax ; il fit cependant quelques barbes, mais, le soir, la douleur augmenta, et il cracha du sang.

Le 18 il se leva, voulut encore aller en ville ; et pour calmer la douleur que lui causait son point de côté, il se ceignit la poitrine avec une serviette pliée en plusieurs doubles ; mais il fut forcé de se remettre au lit, souffrit beaucoup, et cracha du sang. La nuit suivante il fut agité et eut du délire. On lui donna à boire une infusion de bourrache, on appliqua, sur le côté, de l'avoine cuite dans du vinaigre ; une sueur abondante survint, et il fut soulagé.

Le 19, il n'y eut plus de douleur au côté ni

de crachement de sang; mais le délire devenait furieux, et la violence augmentait d'un instant à l'autre : le malade ayant été laissé seul vers minuit, on trouva le lendemain matin la porte de sa chambre barricadée. On l'ouvre de force; l'homme n'était plus dans sa chambre; la fenêtre ouverte fait craindre qu'il ne se soit jeté dans la rue. On ne l'y trouve pas. Enfin, dans une maison voisine, au haut d'un escalier on trouve ce malheureux barbier nu et transi de froid. Il avait grimpé sur des toits très-rapides, et s'était introduit dans cette maison par une lucarne. Depuis ce moment la fureur alla toujours croissant; on ne pouvait plus le contenir dans son lit, ce qui détermina à le porter à la Charité.

A la visite du 22 au matin, il présentait tous les symptômes généraux d'une phlegmasie très-intense : délire violent mais non furieux; vive douleur de tête; yeux vifs et animés; face rouge et comme enflammée, avec une forte contraction de tous les muscles; respiration sans aucun changement sensible, et, suivant le rapport du malade, sans aucune douleur de l'un ni de l'autre côté du thorax; pouls fort, fréquent, tumultueux; du reste, agitation extrême et continuelle des membres et de tout le corps à-la-fois. Efforts constans pour se débarrasser des liens qui le retenaient dans son lit. On ne parvenait même à se procurer quelques renseignemens de la bouche du malade, qu'en suspendant, pour quelques minutes, le délire et l'agitation en lui faisant espérer une prochaine liberté. Le malade rapportait tout son mal à la partie antérieure de la tête.

M. *Corvisart* ordonna une forte saignée du pied ; elle soulagea peu le malade, qui mourut dans la soirée au milieu du délire et de l'agitation la plus extrême.

A l'ouverture du cadavre, le cerveau parut très-sain, et n'offrit rien qui pût servir à établir le diagnostique de la maladie. La poitrine, sans aucun épanchement quelconque, présenta une adhérence ancienne des poumons avec la plèvre correspondante, sans aucune bride, flocons albumineux ou fausse membrane, qui aient pu faire soupçonner une inflammation récente (1).

---

(1) Le titre de quelques observations consignées dans divers auteurs, tend à les rapprocher des précédentes : mais les symptômes ont été recueillis avec si peu d'exactitude, qu'il serait difficile de prononcer sur le véritable caractère des maladies qui les ont déterminés. Les observations suivantes sont dans ce cas :

(*a*) Tremor à vino. (Ephem. nat. cur. dec. II, an VIII, obs. 4.)

(*b*) Delirium jocosum et ridiculum à nimiâ spiritûs frumenti ingurgitatione, (Dec. III, an IX et X, s. 13, pag. 29 et seq.) etc.

SOCIÉTÉ

DE LA

FACULTÉ DE MÉDECINE

DE PARIS.

RAPPORT.

La société, dans sa séance du 22 avril dernier, a chargé M. Guersent et moi, de lui faire un rapport sur un mémoire de M. Rayer, docteur en médecine, ayant pour titre : *Mémoire sur le Delirium tremens.*

Le docteur Saunders, le premier, signalá cette variété d'aliénation mentale, et une pratique heurèuse lui persuada que l'opium était le spécifique de cette maladie.

Le docteur Sutton, quarante ans après, se livra à des recherches particulières sur cette variété, et publia, en 1813, le résultat de ses observations sur le Delirium tremens. Il a toujours combattu cette maladie avec succès, en donnant l'opium à très-haute dose. Il justifie sa pratique en rapportant seize observations qui lui sont propres.

Plusieurs médecins anglais ont, postérieurement au traité de Sutton, imprimé des observations qui confirment la pratique de Saunders et de Sutton.

Feu M. Delaroche, dont le nom nous rappelle un des praticiens les plus recommandables de la capitale, et un des savans les plus zélés pour les progrès de la médecine, employa plusieurs fois avec succès, à la Maison de santé, l'opium contre le Delirium tremens, long-temps avant la publication de l'ouvrage de Sutton.

Enfin M. le professeur Duméril et M. Guersent, ont aussi obtenu, à la maison de santé, par cette méthode, des résultats aussi heureux que constans.

Ce mémoire est divisé en deux parties; dans la première, l'auteur se livre à des considérations générales sur le Delirium tremens; dans la seconde, il a rapproché plusieurs observations publiées en France et en Angleterre, de celles qu'il a recueillies lui-même pendant qu'il était interne à la maison de santé, et qu'il suivait les visites de MM. Duméril et Guersent. Dans la première partie, après avoir parlé de la dénomination donnée à cette maladie, l'auteur passe aux causes.

Le Delirium tremens est toujours causé par l'habitude de l'abus des boissons alcooliques. Tous les individus atteints du Delirium tremens sont adonnés aux boissons spiritueuses, et sont des ivrognes de profession : jamais cette maladie ne s'est déclarée chez un individu sobre.

Elle est plus fréquente lorsque les liqueurs sont à bas prix.

Elle s'est multipliée dans un canton d'Angleterre où la contrebande rendit les liqueurs à bon marché.

L'âge, le sexe, les habitudes des malades fortifient ces données générales sur la cause du Delirium tremens.

On ne peut être surpris de l'importance que les médecins anglais ont donné au délire causé par l'abus des boissons alcooliques : l'ivrognerie est si fréquente chez eux, qu'elle est la cause la plus fréquente des maladies mentales. On peut en dire autant de la Russie, où il n'est pas rare de rencontrer des hommes éminens par leur rang, par leur fortune, par leur savoir, qui, parvenant à un certain âge, se livrent à l'abus des boissons fortes, et tombent dans la démence compliquée de paralysie et de tremblement.

Il ne faut pas confondre le Delirium tremens avec le délire qui suit immédiatement l'ivresse; il n'est point l'effet immédiat d'une orgie ou d'un excès de boisson, il est causé par l'habitude; souvent encore cette habitude est cachée, particulièrement chez les femmes. Sutton rapporte qu'ayant été appelé près d'une dame anglaise qui lui présenta tous les signes du Delirium tremens, il en conclut qu'elle avait l'habitude d'abuser du vin, ce qui fut confirmé par le témoignage d'une confidente.

Le Delirium tremens peut revêtir toutes les formes de délire. L'auteur en a décrit les symptômes d'une manière trop générale, en sorte que sa description me paraît convenir à presque toutes les maladies mentales; c'est le seul reproche que nous ayons à faire au travail de M. Rayer. Au reste, le délire est calme ou furieux, continu ou rémittent, aigu ou chronique; les idées se portent plus ordinairement sur les affaires domestiques; les malades se croient entourés d'ennemis; ils ont soif; leurs membres sont agités par des mouvemens irréguliers qui ne sont pas la carphologie; il est remarquable qu'après être guéris, ces individus ne conservent pas le plus léger souvenir de ce qui les préoccupait ou les effrayait pendant le délire, ce qui est contraire à ce qui a lieu chez la plupart des maniaques.

La durée de cette affection ne s'étend pas au delà de dix jours; la paralysie la complique ou lui succède; elle se termine par l'apoplexie.

Sutton rapporte quelques observations qui semblent prouver qu'elle se complique avec la scarlatine, le rhumatisme, le typhus.

Tels sont les caractères du Delirium tremens, telle est sa marche, tel il a été observé en Angleterre, et tel il a été observé à Paris par MM. Duméril et Guersent.

Les hommes, dit M. Rayer, sont presque exclusivement atteints de cette maladie; néanmoins, Sutton a vu quelques Anglaises qui en étaient affectées, et je l'ai observée, chez les femmes, plusieurs fois à la Salpêtrière. Il est inutile de dire que l'enfance n'y est point exposée, et qu'elle est plus fréquente de quarante à cinquante ans, que dans tout autre âge de la vie. Les femmes y sont plus sujettes au temps critique, parce qu'à cette époque de la vie, elles éprouvent des faiblesses, des tiraillemens d'estomac; elles se sentent fortifiées en buvant du vin, bientôt l'alcool seul les excite, enfin elles contractent l'habitude de l'ivresse, elles tombent dans le délire qui est ordinairement chronique, incurable, qui offre tous les caractères de la démence, souvent avec tremblement, plus souvent avec paralysie; la fureur, si elle a lieu, est presque toujours passagère. J'ai vu plusieurs de ces malades mourir d'hydrothorax ou d'apoplexie; en général, ils meurent promptement, si on les prive de vin et même d'eau-de-vie.

Il n'y a que très-peu d'ouvertures de corps d'individus qui ont succombé à cette maladie, et on n'en peut rien conclure. Mais de ce que l'apoplexie, la paralysie, et quelques maladies comateuses ont succédé au Delirium tremens, l'auteur ne veut pas convenir avec Sutton que le cerveau est le siége de la maladie. Plusieurs aliénés très-ivrognes, avant et depuis leur maladie, ne m'ont offert aucune lésion remarquable dans le cerveau. La semaine dernière, faisant l'ouverture d'une femme qui a succombé après six jours d'un délire furieux survenu à la suite d'une orgie, le cerveau n'a présenté aucune trace de lésion, tandis que la membrane muqueuse du conduit intestinal était très-enflammée.

M. Rayer fait remarquer qu'on a confondu la phrénésie, les fièvres nerveuses avec le Delirium tremens, quoique ces maladies en diffèrent par des caractères tranchés, et qui sont bien tracés dans le mémoire. Il blâme Sutton d'avoir voulu séparer le Delirium tremens des maladies mentales. Cependant il diffère de la manie par sa durée et par sa cause physique, parce que, dans le Delirium tremens, les idées se reportent sur les occupations ordinaires des malades ; enfin parce que ce délire cède, comme par enchantement, à l'usage de l'opium, lequel est nuisible dans la manie.

Cette dernière considération nous ramène au traitement du Delirium tremens ; nous devons insister sur ce traitement, parce qu'il est en contradiction avec toutes les théories et avec les préceptes des médecins, qui, généralement, proscrivent l'opium contre les maladies mentales.

Cette méthode contrarie les effets déjà connus de l'ivresse, ainsi que l'action de l'opium sur le cerveau. Il s'agit en effet d'un médicament dont l'action s'exerce sur le même organe sur lequel exerce une très-grande influence la cause même de la maladie qu'il guérit.

Mais ici l'expérience parle, la théorie doit se taire ; toute discussion deviendrait une perte de temps pour vous, et serait impuissante pour éclaircir un point de pratique si bien établi par des faits nombreux.

La théorie qui régnait dans les écoles, surtout lorsque MM. Saunders et Delaroche pratiquaient, plusieurs symptômes, la constitution des malades, l'analogie, semblaient concourir à faire préférer la saignée à tout autre moyen curatif. Sutton assure qu'il n'a jamais jugé la saignée indispensable. Il donne l'opium sans autre préliminaire, particulièrement lorsque la maladie a éclaté depuis quelques jours.

Sutton administre l'extrait d'opium; MM. Duméril et Guersent prescrivent le laudanum. Les malades en supportent des doses très-considérables, en commençant par un gros, deux gros, renouvelés deux ou trois fois par jour. On augmente la quantité de laudanum jusqu'à ce que le calme et le sommeil s'établissent. Il ne faut pas cesser l'usage de l'opium dès qu'il y a rémission, mais il faut diminuer graduellement la dose de ce médicament.

Il ne faut pas se laisser effrayer par ce qui arrive dans le début de ce traitement, surtout si on n'a pas porté assez haut les doses de l'opium, les symptômes semblent alors s'aggraver. Les purgatifs, dans quelques cas, peuvent être utiles, mais ils ne peuvent être considérés que comme secondaires. Les exutoires sont nuisibles, et contrarient les bons effets de l'opium. Cette circonstance peut paraître très-importante à ceux qui chercheraient à se rendre raison des bons effets de l'opium dans le délire causé par l'habitude de l'ivresse.

M. Rayer termine cette première partie par l'observation suivante :

Sur trente-deux malades, dit-il, atteints de Delirium tremens, traités par Sutton pendant trois ans, il n'en a perdu que quatre; encore fait-il observer que lorsqu'il fut appelé, ils étaient dans un état désespéré.

MM. Duméril et Guersent ont guéri tous les individus frappés de la même maladie, et ils étaient en assez grand nombre.

Je voudrais pouvoir ajouter les résultats de la pratique de l'hospice de la Salpêtrière, aux résultats obtenus en Angleterre, et à la maison de santé. Je dois avouer, messieurs, que ni M. Pinel ni moi n'avons employé l'opium dans les cas semblables à ceux consignés dans cet important mémoire; et que plusieurs femmes conduites dans l'hospice, devenues aliénées par l'habitude de l'ivresse, ont guéri spontanément et en peu de jours. Depuis que vous m'avez chargé de ce rapport, dans lequel j'ai presque toujours fait parler l'auteur, j'ai épié avec soin les occasions de mettre en pratique ses conseils; elles m'ont manqué; mais je me promets de ne pas les laisser échapper, et je vous demande la permission de vous faire part des succès que j'obtiendrai.

Dans la seconde partie, M. Rayer a réuni

douze observations très-intéressantes qu'il faut lire dans le texte; il y en a cinq recueillies par lui à la maison de santé; les autres appartiennent à M. le professeur Fodéré, à M. Peron et à Sutton; celles de ce dernier sont en anglais avec la traduction en regard.

Le mémoire de M. Rayer est d'autant plus intéressant qu'il signale une variété d'aliénation mentale mal caractérisée jusqu'ici; mais encore il indique un mode de traitement dont l'efficacité pourrait paraître suffisamment prouvée, tant sont nombreuses les observations qui en justifient les effets heureux et constans. Ce mémoire est aussi remarquable par l'excellente méthode et l'érudition judicieuse qui ont présidé à sa rédaction. Nous proposons à la société de faire adresser ses remercimens à M. le docteur Rayer, et de faire insérer dans son bulletin l'extrait de son mémoire.

17 *juin* 1819.

Signé ESQUIROL, Rapporteur.
GUERSENT.

Le secrétaire de la société de la Faculté certifie que le rapport ci-dessus a été adopté par la société dans la séance du 17 juin 1819.

C. DUMERIL.

De l'Imprimerie d'Abel Lanoe, rue de la Harpe.

www.ingramcontent.com/pod-product-compliance
Ingram Content Group UK Ltd.
Pitfield, Milton Keynes, MK11 3LW, UK
UKHW022100170726
13837UKWH00003B/1020

9 782329 114033